DEUX OBSERVATIONS

D'ATROPHIE CÉRÉBRALE

DEUX OBSERVATIONS

D'ATROPHIE CÉRÉBRALE

Par le Docteur

Amb.-E. MORDRET

Médecin en chef de l'Asile d'aliénés de la Sarthe,
Ex-médecin en chef de l'Hôpital du Mans, etc.

Lauréat de l'Académie de Médecine (3 fois) de la Société Médico-Psychologique,
De l'Académie Médico-Chirurgicale de Madrid,
De la Société de Médecine de Gand.

Membre correspondant des Sociétés Anatomiques, de Chirurgie,
Médico-Psychologique, etc.

Chevalier de la Légion d'honneur.

LE MANS

TYPOGRAPHIE EDMOND MONNOYER

—

1888

DEUX OBSERVATIONS

D'ATROPHIE CÉRÉBRALE

1re Observation

Atrophie de l'hémisphère gauche du cerveau et du corps strié, chez une idiote de 54 ans.

Ce fait n'est point sans analogue dans la science, cependant, comme il est assez rare de rencontrer une atrophie cérébrale aussi étendue, il m'a paru mériter d'être recueilli.

La fille Hirbec, née le 12 octobre 1820, entra à l'asile de la Sarthe le 29 décembre 1871. Une sœur de son père est morte aliénée.

Cette malade, idiote de naissance, avait parfois des accès de manie furieuse. — Jeune, elle a eu un enfant. — Très portée aux penchants érotiques, elle s'échappait et sollicitait les hommes qu'elle rencontrait. C'est du moins ce qu'a dit, pour sa défense, le père de la malade qui l'avait séquestrée dans une sorte de cabanon où il la laissait manquer de tout, et où elle croupissait dans un état de malpropreté révoltant.

Quand la fille Hirbec fut amenée à l'asile, on constata l'état suivant :

Paralysie incomplète du côté droit, qui, d'après les renseignements donnés, remontait à l'enfance, fort ancienne dans tous les cas, car il y avait une atrophie très prononcée des membres et surtout du bras. De plus la main était fortement infléchie sur l'avant-bras, de dehors en dedans, et complètement ankylosée dans cette position. — Il y avait aussi du même côté un pied-bot varus peu prononcé.

Pendant les 3 ans que la fille Hirbec passa à l'asile, elle fut presque toujours bruyante, chantant à pleine voix jour et nuit sur le même rythme et sans prononcer de paroles. Si on lui parlait, elle se taisait un instant, regardait, ne répondait pas ou presque pas, puis reprenait sa chanson à la mesure où elle l'avait laissée. — La nuit elle quittait son lit fréquemment pour courir le dortoir, on avait dû pour cette raison la mettre dans une cellule. Le jour elle était presque constamment assise et exécutait en chantant un balancement rythmique de tout le corps, mais surtout de la tête, d'avant en arrière. Le bras et la jambe paralysés restaient seuls à peu près immobiles, le reste du corps étant animé d'un mouvement régulier étendu et très vif que rien ne pouvait arrêter tant que la malade était assise. — Elle était de plus tout à fait gâteuse.

Depuis deux mois seulement, la fille Hirbec était devenue plus calme, elle ne chantait plus et se tenait au repos, tendait volontiers la main qu'on lui demandait, répondait un peu aux personnes qui l'approchaient, et leur témoignait même quelques marques d'affection. Cet état d'apparente amélioration n'était pourtant que le prélude d'une fin prochaine. Bientôt la malade perdit l'appétit, fut prise de fièvre hectique et obligée de garder le lit. Le marasme fit des progrès rapides ; un mois plus tard environ (11 avril 1875), elle s'éteignit sans agonie.

Autopsie. — Emaciation extrême ; — atrophie musculaire très prononcée des membres droits et surtout du pied et de la main ; — rétraction et ankylose du poignet qui est fortement fléchi en pronation sur l'avant-bras ; — Pied-bot varus.

Tête régulièrement conformée, d'un volume normal, eu égard à la taille du sujet qui est un peu au-dessous de la moyenne.

Le crâne ne présente rien de particulier dans son ossification ; l'épaisseur des parois est normale partout ; les fontanelles sont fermées.

La dure-mère ne présente rien d'anormal.

L'arachnoïde n'adhère nulle part sur les circonvolutions, elle n'est point injectée, est très mince, très transparente, nulle part il n'y a de plaques opaques ou laiteuses ; elle s'arrache aisément partout et par lambeaux.

Il s'écoule, lors de l'incision de la dure-mère, une certaine quantité de liquide citrin et limpide, semblable par son aspect au liquide encéphalo-rachydien, et l'on voit en même temps l'hémisphère gauche du cerveau s'affaisser. Ce liquide coule pendant tout le temps qu'on détache le viscère, il s'en perd environ 15 à 20 centilitres. L'hémisphère gauche est alors réduit à la moitié de son volume et donne la sensation d'une poche fluctuante demi-pleine.

L'arachnoïde enlevée, on s'aperçoit qu'à gauche la substance grise semble avoir disparu. Les circonvolutions sont flétries, la couleur est d'un blanc mat qui tranche avec la couleur grise du côté opposé. Les anfractuosités n'existent plus, elles sont comme ratatinées, les circonvolutions sont toutes soudées et leurs contours seuls restent parfaitement dessinés.

— A l'incision, le liquide qui reste encore dans le ventricule s'écoule, il est semblable à celui qui s'est déjà perdu. Il ne reste plus alors de l'hémisphère qu'une coque ayant au plus 3 à 5 millimètres d'épaisseur. Sa consistance est ferme, il y a de l'induration, sa couleur est d'un blanc également mat sur les deux faces et à la section. La paroi intérieure est parfaitement lisse, elle est formée par la substance cérébrale même, aucune membrane ne la tapisse.

Toute la substance cérébrale centrale a donc disparu : plus de centre ovale, plus de couche optique, plus de corps strié. Le plexus choroïde existe ; il est ratatiné et entoure comme une corde, l'origine cérébrale du pédoncule qui présente une surface lisse, tranchée net, faisant partie de la paroi interne de la poche. Aucunes transmissions nerveuses ne pouvaient donc avoir lieu de ce côté, puisque le pédoncule est la seule voie par laquelle elles puissent se faire.

Du côté droit, il n'existe au contraire aucune lésion bien appréciable ; la pulpe nerveuse paraît seulement un peu plus ferme. Le ventricule contient une quantité moyenne de sérosité entièrement semblable à celle qui s'est écoulée de l'autre côté. Le plexus choroïde est bien étalé, il a sa couleur rougeâtre normale et ses dimensions ordinaires.

Le corps calleux paraît sain ainsi que toutes les parties sous-jacentes. La poche, à laquelle était réduite l'hémisphère gauche, n'a point dépassé cette limite. Le ventricule médian contient un peu de sérosité et n'est pas plus développé que de coutume.

Le nerf olfactif gauche est très atrophié.

Le chiasma et le nerf optique sont conservés.

Le tuber cinereum, la tige et le corps pituitaire existent ; ces deux derniers sont très grêles.

Le tubercule mamillaire gauche a disparu.

La protubérance, le bulbe et leurs annexes ne présentent rien de particulier.

Les origines des nerfs ne sont point atrophiées.

Le cervelet est à l'état normal.

Les vaisseaux ne sont point athéromateux et la circulation cérébrale ne paraît pas avoir eu à souffrir.

En résumé, les lésions principales consistent dans la résorption de la substance grise, dans la fonte complète ou presque complète de la substance centrale de l'hémisphère gauche, y compris la couche optique et le corps strié. La vaste cavité qui en résulte semble être une ampliation du ventricule et est remplie de sérosité. La substance périphérique qui reste, est tassée à ce point que toutes les anfractuosités des circonvolutions ont disparu ; elles forment une coque lisse bien propre à donner une idée de la poche corticale qu'admet Gratiolet et qu'il suppose envelopper de toutes parts, excepté en bas, le nucléole cérébral. Sa consistance ferme et élastique rappelle en même temps la crête cornée décrite par M. Baillarger dans la sclérose des paralytiques.

Les autres organes n'ont rien présenté de bien remarquable.

Le cœur était décoloré, petit et mou. Il ne contenait pas de caillots.

Les poumons étaient un peu congestionnés à la partie inférieure et postérieure. Ils renfermaient quelques tubercules à l'état crétacé.

Le foie était décoloré et atrophié, la vésicule était petite.

Les reins étaient petits et pâles ; la rate de même.

L'examen de la coque cérébrale m'a donné sous le microscope des résultats que je ne livre qu'avec une certaine défiance, parce que les recherches hystologiques me sont peu familières. Je crois cependant avoir bien vu :

1° Sur une première coupe humectée d'une goutte d'eau, un réseau réticulé riche en vaisseaux sanguins, au milieu duquel on apercevait quelques gros tubes cylindriques et quelques fibres nerveuses fines, en anses plus ou moins contournées ; de petites cellules très fines en très grand nombre et qui formaient comme la trame du tissu en observation. Je ne saurais dire si ces cellules étaient de nature nerveuse ou s'il faut les considérer comme de la substance interstitielle conjonctive.

2° Sur une seconde coupe non humectée, j'ai vu des pyramides triangulaires imbriquées les unes sur les autres comme les feuilles d'un artichaud, et si nombreuses qu'elles interceptaient presque la lumière. J'ai pensé que ces pyramides devaient être celles qui ont été décrites dans la substance grise par plusieurs auteurs et surtout par M. Luys. S'il en est

ainsi, la substance corticale n'aurait pas été aussi complètement résorbée que je l'ai cru à l'inspection du cerveau.

Réflexions. — L'atrophie cérébrale a été l'objet de tra-
vaux assez nombreux, presque tous résumés dans l'article
remarquable que M. Potain a écrit sur la pathologie du cerveau pour le nouveau *Dictionnaire encyclopédique.* L'atrophie est générale ou partielle, mais cette dernière est la plus
commune, qu'elle soit d'ailleurs congénitale ou acquise.
Quant aux lésions pathologiques, aux causes, aux symptômes,
ils sont à peu près les mêmes dans tous les cas d'atrophie
unilatérale. « L'atrophie partielle, dit M. Potain, porte prin-
cipalement sur les hémisphères, elle envahit les ganglions
centraux, est plus fréquente à gauche , atteint parfois un
degré tel que l'hémisphère se trouve réduit de plus de la
moitié de son volume ou transformé, par la distension du
ventricule en un kyste autour duquel la substance cérébrale
a en grande partie disparu. » Cette description s'applique
bien au cas que j'ai rencontré. Toutefois, l'hydropisie ventriculaire n'était point enkystée, puisqu'il n'existait dans la
cavité ventriculaire ni fausses membranes ni débris de membrane kystique. La sérosité s'augmentait lentement à mesure
que la substance cérébrale se détruisait, de manière à con-
server toujours à l'hémisphère son même volume. L'usure du
cerveau a dû se produire très lentement, car il y a lieu de
croire que le mal date de la première enfance et très probablement même de la période embryogénaire ; il s'agirait
alors d'un cas d'agénésie cérébrale. Il y a même plusieurs
motifs pour admettre cette opinion, puisque cette femme
était idiote et que, d'autre part, le liquide intra-cérébral
était en quantité telle qu'il remplissait exactement le vide
sans paraître exercer de compression sensible, sans refluer
dans le ventricule moyen et dans le ventricule latéral droit,
sans les distendre, ce qui eût probablement eu lieu si ce
liquide eût été en quantité plus que normale. Enfin sa limpi-

dité et son aspect uniforme dans les trois cavités, ne permettent pas de supposer qu'il contînt des débris de matière cérébrale, ce qui eut sans doute eu lieu aussi, dans le cas où ce liquide, résultat d'une hydrocéphale, eût servi de menstrue à de la substance cérébrale nécrobiée. Quoi qu'il en soit, ce n'est pas par l'effet de la compression que ce cerveau s'est atrophié, ainsi que cela se produit d'ordinaire dans les cas de tumeurs intra-cérébrales dures ou molles, dans les cas d'épanchement de sang ou de sérosité, etc... Il faut encore observer que, contrairement à ce qui se voit dans presque toutes les atrophies, il n'y avait là aucune trace de ramollissement ni à l'intérieur ni à l'extérieur. La coque enveloppante était plutôt indurée, le râclage, le filet d'eau ne pouvaient détacher aucune parcelle de substance. Si, comme je crois l'avoir reconnu sous le microscope, il existait encore quelques-uns des éléments de la substance grise corticale, c'est que son agénésie n'était pas complète, bien qu'il n'en restât pas de vestiges apparents. Ces considérations que je ne veux pas étendre me porteraient à admettre une lésion congénitale plutôt qu'une lésion pathologique.

L'étiologie des atrophies congénitales est très obscure; je pense que dans le cas présent il faut faire une large part à l'hérédité.

Les symptômes observés pendant la vie ont bien été ceux que tous les auteurs ont attribués à l'atrophie cérébrale : troubles psychiques, hémiplégie croisée, atrophie des membres paralysés et surtout du membre supérieur, contractures et surtout contracture du poignet, convulsions. Ces symptômes ne sont du reste point spéciaux à l'atrophie, ils se retrouvent dans un grand nombre d'autres affections cérébrales et en particulier dans celles où il y a de la compression. Le tassement et la destruction des tissus nerveux ne peuvent avoir qu'un même résultat, c'est la suppression de l'influx nerveux. Les symptômes, tout en restant au fond les mêmes, peuvent cependant varier beaucoup ; l'époque de leur manifestation, leur intensité, leur durée, leur mode d'expression, dépendent d'un concours de circonstances qui ne se réalisent jamais de la même manière chez deux malades. C'est ainsi qu'il faudrait pouvoir tenir compte du degré auquel est arrivée l'atrophie, de la rapidité ou de la lenteur de sa marche, des points sur lesquels elle porte, des modifications somatiques ou fonctionnelles qu'elle détermine dans le tissu nerveux qu'elle n'a pas encore envahi, des actions réflexes qui se produisent toujours, de l'état de la circulation cérébrale, etc... Tant que le malade vit, tout ceci est fort difficile à apprécier et l'on risque fort de donner aux symptômes une fausse interprétation. A l'autopsie bien des choses s'expliquent.

D'une manière générale, on peut dire que les troubles psychiques seront d'autant plus accusés que la substance corticale sera plus atteinte. Celle-ci n'existait pas ou n'existait plus chez la malade qui fait le sujet de cette observation, et c'était une idiote qui donnait souvent des signes de démence furieuse. Il est à remarquer que dans les derniers mois de sa vie elle était devenue fort calme et qu'elle avait même retrouvé une sorte d'intelligence. Ne serait-il pas permis de supposer que la portion saine de l'encéphale agissait seule alors et que ses incitations n'étaient plus troublées par celles d'une portion malade qui avait en quelque sorte cessé d'exister ?

La paralysie croisée est un fait tellement commun, qu'on peut presque à coup sûr affirmer qu'on trouvera une lésion encéphalique du côté opposé à celui qui est paralysé. C'est ce qu'explique l'entre-croisement des nerfs ; mais cet entrecroisement n'étant pas complet, il en résulte que la paralysie devrait toujours être incomplète, et c'est en effet ce qui a le plus souvent lieu, quand la lésion a une marche lente ou quand elle dure longtemps. Parfois une petite hémorragie se fait à droite et le côté gauche est entièrement paralysé. Ce n'est pas qu'alors l'action nerveuse soit détruite, elle n'est

que suspendue, la preuve c'est qu'au bout de quelques jours,
le plus souvent la sensibilité reparaît déjà ; puis, si le malade ne succombe pas, on voit peu à peu revenir certains
mouvements. Si la lésion est peu grave et de nature à dis-
paraître, l'état normal se rétablit tout à fait ; dans le cas
contraire la paralysie persiste, mais elle n'est plus aussi complète. N'est-on pas en droit de supposer alors que les portions
restées saines suppléent dans une certaine mesure celles qui
ont été détruites ? Quand au contraire une lésion se fait lentement, il n'y a pas de réaction vive comme dans le cas pré-
cédent, la paralysie se produit insensiblement et jamais elle
ne devient bien complète, car les parties restées saines
n'éprouvent presque aucune perturbation et s'habituent,
pour ainsi dire, peu à peu à agir seules. Il s'ensuit que des
lésions très étendues et qui ne seraient nullement compati-
bles avec la vie, si elles étaient survenues brusquement, peuvent exister dans l'encéphale sans donner lieu à des phénomènes trop graves. C'est ce qui semble avoir eu lieu chez la
malade qui fait le sujet de ces réflexions. Il lui manquait à
peu près la moitié du cerveau, et cependant elle n'était
qu'incomplètement hémiplégique et a pu vivre ainsi pendant
54 ans. Elle n'avait qu'une couche optique et les percep-
tions conservaient chez elle presque toute leur activité des
deux côtés ; elle n'avait qu'un corps strié, et la motilité
volontaire n'était pas complètement anéantie ; il y avait chez
elle des mouvements spontanés de l'un et de l'autre côté, il
ne restait même guère que ceux-ci du côté paralysé. La
substance médullaire d'un de ses hémisphères était réduite à
une simple coque, la substance grise avait disparu et, bien
que cette fille fût idiote, il se formait pourtant encore chez
elle des idées, des volitions, elle donnait des marques d'af-
fectivité ; il n'y avait en un mot aucun des actes de cérébra-
tion qui fût complètement annihilé, l'hémisphère sain les
entretenait tous quoique faiblement, et envoyait ses incitations des deux côtés, bien que d'une manière inégale.

Mais il y avait aussi des mouvements involontaires, comme convulsifs et purement réflexes, tel était ce balancement perpétuel qu'exécutait la malade et qui ne saurait être assimilé qu'à une sorte de convulsion clinique permanente.

Quant à l'atrophie musculaire et à la contracture, toutes deux sont aussi le résultat obligé des lésions cérébrales qui persistent longtemps. L'une et l'autre constituent des altérations trophiques qui, toutes choses égales d'ailleurs, doivent être en rapport avec l'étendue de la lésion de la substance nerveuse. Ces altérations surviennent lentement et ont toujours tendance à augmenter. Mais il y a peut-être un signe distinctif à établir. Tandis que dans les paralysies d'origine apoplectique il est plus commun de voir la contracture se produire sur les doigts, les faits ont démontré que dans l'atrophie cérébrale elle porte plutôt sur le poignet qui se fléchit fortement en pronation, tandis que les doigts restent allongés ; il y a donc dans ce symptôme un signe diagnostique précieux. On a aussi signalé dans ces cas le raccourcissement des membres comme constant, surtout celui du membre supérieur et plus particulièrement encore celui de l'avant-bras, qui peut être plus court de quelques centimètres du côté malade que du côté sain. La difficulté de faire une mensuration très exacte sur un membre déformé, me fait craindre qu'à moins d'un racourcissement manifeste, ce signe ne soit pas toujours facile à apprécier. L'atrophie des membres peut se rencontrer dans d'autres affections cérébrales que dans l'atrophie, mais elle semble y être moins constante. Elle est assez fréquente dans les paralysies qui résultent d'une apoplexie, mais elle peut passer inaperçue, parce qu'elle est alors assez souvent masquée par l'œdème du membre dont le volume apparent est augmenté, bien que celui des muscles ait en réalité diminué. Dans ces cas auss c'est presque toujours le membre inférieur et non le supérieur qui est le plus malade.

Cette observation ajoute un fait à ceux qui ont été publiés.

Elle m'a paru de nature à confirmer, tant par les symptômes qui ont existé que par la nature des lésions anatomiques, la plupart des résultats acquis à la science, sur les effets que les grandes lésions cérébrales déterminent sur l'intelligence, la sensibilité et la motilité ; c'est là son principal intérêt. Je me suis de plus efforcé de mettre en relief, dans les courtes réflexions dont j'ai fait suivre l'exposé de ce fait, quelques particularités qui me semblent le distinguer de ceux de même ordre et déjà connus.

L'observation suivante présente peut-être encore plus d'intérêt.

2e OBSERVATION

Semi-imbécillité, épilepsie, atrophie complète de l'hémisphère gauche du cerveau, presque complète des ganglions centraux du même côté, chez une femme de 72 ans.

La nommée Echivard Marie-Louise entra à la Salpêtrière, le 22 juin 1852, et fut transférée à l'asile du Mans, le 18 septembre même année. Cette fille était alors âgée de 36 ans. Elle n'a jamais pu rien apprendre et ne sait ni où elle est née, ni où elle demeure. Elle est un peu paralysée de tout le côté droit et traîne la jambe. Elle a de plus une forte contracture du poignet du même côté et sa main est légèrement atrophiée. Elle affirme être ainsi depuis plus de vingt ans, mais de fait elle n'en peut rien savoir. Toujours est-il que si sa paralysie n'est pas de naissance, elle doit être très ancienne. Enfin, d'après son dire, cette fille aurait eu un enfant il y a 5 ans.

Depuis six ans environ, Échivard serait sujette à des accès d'asthme. Chaque mois elle reste couchée deux ou trois jours, puis revient à son état habituel. Toujours tranquille, peu intelligente, mais ne déraisonnant point, elle passe son temps à filer. Le 28 juin 1855 elle était renvoyée de l'asile, sur l'ordre du préfet, comme idiote non dangereuse.

Arrêtée pour vagabondage, elle fut réintégrée à l'asile le 31 octobre 1856. Elle est incapable de dire ce qu'elle est devenue depuis sa sortie et l'on ne peut se procurer sur ce point aucuns renseignements. — Échivard reprend à l'asile sa vie antérieure. Seulement de temps en temps, elle fait semblant de s'agiter et de déraisonner par crainte qu'on ne la renvoie une seconde fois.

Plus tard, elle eut quelques attaques d'épilepsie qu'on crut être simulées dans ce même but, mais la réalité des ces attaques fut ensuite constatée.

Depuis la fin de 1872, époque à laquelle j'ai connu la malade, son état n'a pas changé. La parésie du mouvement persiste à droite, mais la sensibilité est la même des deux côtés et ne paraît présenter rien d'anormal. — Echivard est pour moi une semi-imbécile ne déraisonnant point, n'ayant aucune idée délirante fixe, mais incapable de pourvoir par elle-même à ses besoins et partant d'être mise en liberté. — Toujours tranquille, elle a une tenue très correcte et est fort douce de caractère; mais elle est très susceptible, la moindre observation la fait pleurer. — A cette époque, cette fille passait encore ses journées à son rouet. — Cinq à six fois par an elle avait des attaques d'épilepsie bien franches, mais qui n'étaient ni très fortes ni très longues. — Toujours un peu asthmatique, elle avait aussi chaque année plusieurs crises violentes de cette maladie, qui ne coïncidaient pas du reste avec ses attaques d'épilepsie.

Depuis trois à quatre ans Echivard ne pouvait presque plus s'occuper; cependant elle faisait encore de la charpie et donnait même un coup de main au ménage. Elle était plus souvent malade de son asthme, et restait alors couchée pendant plusieurs semaines — Les attaques d'épilepsie n'étaient ni plus fortes ni plus fréquentes. On pouvait presque les provoquer à volonté, car il suffisait, pour en donner une, de froisser la susceptibilité de la malade, de lui causer une légère contrariété.

L'état mental s'était plutôt amélioré. Echivard voyait très bien tout ce qui se passait dans la salle et renseignait même assez exactement sur l'état des autres malades pour lesquels elle était complaisante et dont elle était aimée. — Cependant sa santé générale s'affaiblissait peu à peu. Elle dut prendre son lit, il y a trois mois environ, pour ne plus le quitter, et elle est morte doucement de cachexie sénile le 16 mars 1887, à l'âge de 72 ans environ.

Autopsie. — Le cerveau seul a été examiné. — Il n'y avait presque pas de liquide épanché entre la dure-mère et les parois osseuses.

Du côté droit, le cerveau occupait toute la capacité de la boîte cranienne, ainsi que d'ordinaire La dure-mère était bien tendue. Mais du côté gauche, l'hémisphère cérébral était déprimé, la dure-mère était plissée, parcheminée sur cette dépression, de sorte qu'il y avait entre cette membrane et la voûte du crâne qui n'était nullement déformée, un vide considérable qu'aucun liquide ne remplissait. Ce côté du cerveau était donc comme ballottant dans le crâne. — Le poids de l'encéphale tout entier n'était que de 775 gr. Chaque côté n'a pu être pesé séparément pour ne pas détériorer la pièce, mais j'estime que le côté droit avait à peu près le poids ordinaire, l'atrophie ne portant qu'à gauche. Rien à noter à l'origine des nerfs qui étaient sensiblement du même volume des deux côtés et semblaient ne pas participer à l'atrophie du côté gauche. — Malgré l'âge avancé de la malade les vaisseaux n'étaient point athéromateux.

L'hémisphère droit est bien conformé, les méninges se détachent facilement ; elles sont seulement un peu injectées. Les circonvolutions sont bien dessinées, profondes, sauf peut-être à la partie antérieure où elles sembleraient un peu atrophiées. La consistance de la pulpe est normale. — Rien également à noter dans le ventricule droit.

L'hémisphère gauche est affaissé sur lui-même ; les circonvolutions sont atrophiées, ou pour mieux dire n'existent pas. Elles sont soudées les unes aux autres, de sorte que les anfractuosités qui les séparent ont presque entièrement disparu. Elles ne sont dessinées que par de légers reliefs en certains endroits ; dans d'autres, ces reliefs sont si faibles, qu'on dirait que le contour des ciconvolutions n'est plus indiqué que par un trait de crayon, comme il pourrait l'être sur un dessin. La pie-mère soudée à l'arachnoïde, forme une toile unie qui passe de l'une à l'autre circonvolution sans adhérer. — En touchant, on a sous le doigt la sensation d'une vaste poche vide.

Une incision longitudinale est faite et ouvre le ventricule, grande cavité vide ou ne contenant du moins que très peu de sérosité citrine, ce qui fait que le plancher supérieur est affaissé et plissé sur l'inférieur. La substance cérébrale est partout réduite à une faible épaisseur, 8 à 10 millimètres au plus ; il est même des endroits, et surtout à la partie postérieure, où elle n'en a que 3 à 4. — La névroglie doit donc avoir disparu à peu près complètement. Il semble en être de même des fibres et cellules qui sont au moins très atrophiées. La substance grise a subi une altération semblable ; elle forme une couche très mince, mais continue.

La cavité ventriculaire est énorme ; on y logerait aisément un gros œuf d'oie. Elle est parfaitement lisse partout. L'épendime ne me semble donc pas altéré. La cloison interventriculaire est conservée, de sorte que les deux ventricules sont séparés l'un de l'autre comme dans un cerveau sain.

Les ganglions cérébraux, couche optique et corps strié sont déformés et atrophiés. Le sillon oblique qui les sépare d'avant en arrière et dans lequel se loge le *ténia* est devenu transversal et à peine visible. Ces deux ganglions forment une seule masse arrondie qui occupe la partie antérieure du ventricule, envoyant deux prolongements latéraux externes qui se perdent dans la paroi ventriculaire. — Ce doit être tout ce qui reste du noyau extra-ventriculaire du

corps strié. — N'ayant pas voulu faire de coupes pour ne pas
détériorer la pièce, il m'est difficile de dire ce qui dans cette
masse appartient à l'un ou à l'autre des deux ganglions cérébraux. — Le tissu cérébral de la base du cerveau est également atrophié, l'insula ne se retrouve plus, la paroi du
plancher inférieur du ventricule n'a que quelques millimètres
d'épaisseur. Les circonvolutions qui la constituent ne
tiennent même entre elles que par la toile méningienne qui
les recouvre, et l'on voit le jour entre chacune d'elles comme
à travers les clairs d'une dentelle. Elle se désagrègeraient,
si on enlevait les méninges.

Je n'ai pu examiner les tubercules quadrijumeaux ni le
ventricule, parce que la cloison transparente a été respectée.
— La protubérance et le bulbe m'ont paru parfaitement
sains. — Le cerveau était peut-être un peu ramolli. — Ces
divers organes qui ne présentaient aucun intérêt n'ont pas
été conservés. Le reste, le cerveau proprement dit, a été
préparé dans un glycérolé de chlorure de zinc par les soins
de M. le docteur Aubry l'un des internes du service. —
L'examen microscopique n'a pas été fait, mon inexpérience
en ce genre de recherches ne me permettant pas d'obtenir des
résultats précis.

Réflexions. — Ce second fait ressemble beaucoup au pré-
cédent, dont il diffère cependant par plusieurs côtés, ce que
je vais m'efforcer de mettre en relief. Toutes les considérations
que je viens de présenter relativement à l'étiologie, à la
symptomatologie et au diagnostic des atrophies cérébrales, lui
sont du reste applicables.

J'ai assez souvent rencontré des cavités plus ou moins
grandes qui s'étaient formées dans l'épaisseur des hémisphères,
communiquant ou non avec les ventricules. Elles étaient
remplies par un kyste, par un épanchement séreux comme
dans l'observation précédente et plus souvent par un caillot
sanguin en voie de régression. Je viens même de faire con-

naître un fait de cette nature dans les *Annales médico-psychologiques* (janvier 1887). Le malade était aussi un épileptique et ses facultés mentales n'étaient que peu troublées, malgré l'étendue et la multiplicité des lésions. On trouve dans les auteurs et surtout dans les recueils spéciaux, des faits semblables, bien qu'ils ne soient pas très communs. Mais ma mémoire ne me rappelle rien qui se rapproche, de près ou de loin, de la lésion que je viens de décrire et je n'ai rien trouvé d'analogue dans les quelques ouvrages à ma disposition que j'ai pu consulter. Le fait Hirbec est de tous ceux que je connais, celui qui présente le plus d'analogie avec celui-ci. — Dans ces deux observations, il ne s'agit point de désorganisations partielles et successives du tissu nerveux, qui peuvent être très étendues il est vrai, mais qui reconnaissent pour cause une hémorragie, un kyste hydatite, un néoplasme, une hydropisie ventriculaire, etc... Dans l'une comme dans l'autre il s'agit d'une atrophie complète des deux substances dans presque tout un hémisphère, et même de la substance du thalamus, atrophie qui ne s'est du reste point produite par pression extra ou intra-céphalique mais par une sorte de régression des tissus de dedans en dehors. — Dans la première observation, la cavité était remplie par un liquide ce qui la rapproche des faits de même ordre qui ont été publiés. La forme antérieure du cerveau était conservée, il n'y avait de vide nulle part. Dans la seconde, au contraire, le cerveau était affaissé sur lui-même sans qu'aucun liquide péri-céphalique le comprimât, et tout un hémisphère était réduit à une simple coque, sans qu'aucun liquide remplît la cavité qui en résultait. C'est là, à mon sens, ce qui distingue essentiellement ce fait de ses congénères. Si l'on eût pu insuffler ou remplir d'un liquide la cavité ventriculaire, on eût rétabli la symétrie et le volume des deux hémisphères, l'atrophie n'a donc porté que sur les parties centrales et non sur la périphérie. — Reste à savoir quel processus a pu déterminer une semblable lésion ! Est-elle congénitale et due à une malformation primitive du cerveau ? Ou bien est-elle le résultat d'un travail lent de résorption morbide de la substance nerveuse qui, ayant débuté dès la première enfance, se serait prolongée pendant 72 ans? — Les deux opinions me paraissent pouvoir se soutenir et bien que je penche pour la première, je ne me dissimule pas qu'elle ne satisfait point à toutes les exigences de la critique. Dans l'une comme dans l'autre hypothèse, je me demande, sans trouver la réponse, comme il se fait qu'aucun épanchement ne se soit produit ni au dedans ni au dehors du ventricule pour remplir les vides, comment la boîte cranienne, devenue trop grande, ne s'est pas déformée, etc..., car ce fait soulèverait bien d'autres questions de morphologie pathologique.

Bien que je n'aie pu me procurer de renseignements sur l'enfance de cette malade, il y a lieu de croire que les troubles de la motricité remontaient chez elle au plus bas âge. L'atrophie des centres moteurs corticaux, celle du corps strié suffisent pour expliquer la contracture du poignet du côté opposé et les phénomènes de parésie motrice, si anciens qu'on ne connaît pas leur début. Ils ont pu n'être pas très apparents d'abord alors que l'enfant ne faisait que peu de mouvements ; mais il est probable qu'un côté a toujours été plus faible que l'autre. Ceci militerait pour une lésion congénitale. La paralysie n'a jamais été complète, parce que l'entrecroisement ne l'étant pas, le cerveau gauche, resté sain, continuait d'innerver les deux côtés du corps, quoique avec une efficacité différente pour chacun d'eux. C'est sans doute aussi de la même manière qu'il convient d'expliquer l'absence de troubles dans la parole. Si le centre de cette fonction n'était que rudimentaire à gauche, il était intact à droite.

Les attaques d'épilepsie n'ont paru qu'assez tard et l'on a même supposé d'abord qu'elles étaient simulées. Cette apparition tardive me paraît difficile à expliquer, car elle ne semble pas devoir résulter de l'aggravation de la lésion ana-

tomique qui, depuis de longues années, devait être station-
naire. Mais il convient peut-être de faire remarquer que dans
mes deux observations les mouvements convulsifs et réflexes
se sont manifestés d'une manière très différente, bien que
dans toutes deux la lésion anatomique fût aussi exactement
que possible la même. Tandis que chez la fille Hirbec ces
mouvements étaient permanents et consistaient en une sorte
de balancement continuel ne lui laissant aucun repos, ils
étaient intermittents chez la fille Echivard. Chez celle-ci ces
attaques d'épilepsie n'étaient même ni très fréquentes ni très
fortes, surtout au début, de sorte que cette malade était sous
ce rapport bien moins affligée que l'autre, quoique la lésion
corticale fût aussi étendue et tout aussi grave, autant du
moins qu'on peut le présumer,

Quant aux sensibilités sensorielle et générale qui n'étaient
nullement altérées, peut-être faut-il admettre que la désor-
ganisation de la couche optique était moins complète que
celle du corps strié. Les troubles de la sensibilité, sans être
très grands, étaient cependant assez manifestes chez la
première malade et l'on se rappelle que chez elle il ne restait
pas trace du corps opto-strié gauche, tandis qu'il était en partie conservé chez la seconde. On peut donc admettre que dans
ces deux cas, l'étendue des troubles de la fonction s'est
trouvée en rapport direct avec l'étendue de la lésion anatomique.

La faiblesse intellectuelle a dû être aussi congénitale,
mais on n'aura pu la constater qu'à l'âge où se développent
les facultés supérieures. Les circonvolutions droites ayant
seules conservé leur intégrité, il leur a fallu suffire à toutes les
manifestations psychiques; c'est ce qu'elles ont fait. Mais
l'incitation cérébrale étant réduite de moitié, les facultés se sont trouvées amoindries dans leur expression, sans
présenter pour cela un trouble bien saillant, peut-être parce
que le côté gauche ne fonctionnant pas, il ne pouvait modi-
fier, ni pervertir par son influence spéciale des incitations

qu'il ne recevait ni n'envoyait. Il y aurait donc là la confir-
mation anatomique de ce qui est du reste généralement
admis, savoir : que chaque côté du cerveau est un organe
complet qui peut fonctionner indépendamment de son congé-
nère et le suppléer ou renforcer son action. Seulement dans
le cas présent, le renfort était nul d'un côté, la suppléance
insuffisante de l'autre, de sorte que jamais les facultés n'ont
pu atteindre leur moyenne normale. La fille Èchivard qui ne
pensait que d'un côté est restée semi-imbécile ; plus heureuse
toutefois encore que la fille Hirbec, qu'une lésion analogue et
qui n'était pas plus grave, du moins en apparence, avait
laissée tout à fait idiote.

En résumé, ces deux observations présentent de nombreux points du contact et des dissemblances non moins
frappantes. Dans toutes les deux l'atrophie siège du même
côté, à gauche, c'est le cas le plus commun ; elle occupe tout
l'hémisphère qui est réduit à une simple coque. Les ganglions centraux sont atrophiés, plus, il est vrai, dans un cas
que dans l'autre. Mais alors que l'une des cavités ventricu-
laires est remplie d'un liquide séreux qui conserve au cerveau sa forme extérieure, sans exercer aucune compression,
toutefois l'autre cavité est entièrement vide et flasque. Cependant aucune déformation du crâne ne traduit extérieure-
ment cette vacuité.

La paralysie existe à droite dans ces deux cas, mais elle
est bien plus prononcée dans l'un que dans l'autre. C'est
aussi chez ces deux filles, le membre supérieur qui est le
plus atteint, ce qui est encore le plus habituel. La contracture du poignet et l'amaigrissement du bras sont à peu près
les mêmes chez toutes deux. — Chez l'une il y a des mouvements rythmiques de la tête et de tout le corps très étendus
et permanents ; chez l'autre rien de tout cela, mais de
petites attaques d'épilepsie qui se montrent tard et ne sont
pas même trop fréquentes. — La première a presque perdu

la faculté du langage, cette faculté n'est nullement altérée chez la seconde.

Les lésions de la sensibilité, à peu près nulles chez ces deux malades, étaient cependant un peu plus accentuées chez la première que chez la seconde.

Mais c'est dans l'état intellectuel que se trouve la plus grande divergence. Alors qu'Hirbec est une idiote complète, pouvant à peine articuler quelques mots, incapable de faire quoi que ce soit, de prendre aucun soin d'elle-même, malpropre, bruyante, sans cesse en mouvement, ne donnant le plus souvent aucun signe d'intelligence, Échivard n'est qu'une faible d'esprit. Elle a de la tenue, elle soigne sa personne, elle file et peut, malgré son infirmité, faire de la charpie, s'occuper du ménage, surveiller les malades, etc., se rendre à elle-même et aux autres, une foule de petits services. Elle parle facilement et ne déraisonne jamais ; elle a des sentiments affectifs très développés. On a même cru pouvoir la renvoyer de l'asile ; mais on avait trop présumé de ses forces intellectuelles, insuffisantes pour qu'elle pût vivre avec les seules ressources qu'elles lui offraient, et l'on a dû la réintégrer. — Il n'en est pas moins bien extraordinaire qu'une atrophie presque complète de la moitié du cerveau ait pu se rencontrer chez un sujet qui a vécu soixante-douze ans sans présenter d'autres troubles intellectuels que ceux qui caractérisent le premier degré de l'imbécillité.

Le Mans. — Typ. Ed. Monnoyer. — Janv. 88.

9 782019 299033